RÉUNION DES OFFICIERS

DE L'ALCOOL

CONSIDÉRÉ COMME SOURCE DE FORCE

ET DU PARTI QUE L'ON PEUT EN TIRER DANS LA PRATIQUE DE
LA GUERRE

ENTRETIEN FAIT A LA RÉUNION DES OFFICIERS
Le 13 mai 1873

PAR LE Dr JULES ARNOULD

PARIS
CH. TANERA, ÉDITEUR
LIBRAIRIE POUR L'ART MILITAIRE ET LES SCIENCES
Rue de Savoie, 6

1873

DE L'ALCOOL

CONSIDÉRÉ COMME SOURCE DE FORCE

ET DU PARTI QUE L'ON PEUT EN TIRER DANS LA PRATIQUE DE LA GUERRE

ENTRETIENS MILITAIRES

DE

L'ALCOOL

CONSIDÉRÉ COMME SOURCE DE FORCE

ET DU PARTI QUE L'ON PEUT EN TIRER DANS LA PRATIQUE DE
LA GUERRE

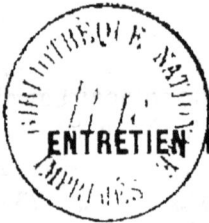

ENTRETIEN FAIT A LA RÉUNION DES OFFICIERS

Le 13 mai 1873

PAR LE Dʳ JULES ARNOULD

MÉDECIN-MAJOR DE 1ʳᵉ CLASSE

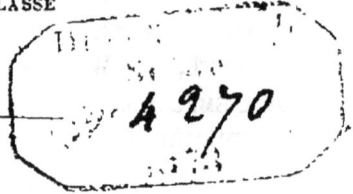

PARIS

CH. TANERA, ÉDITEUR

LIBRAIRIE POUR L'ART MILITAIRE ET LES SCIENCES

Rue de Savoie, 6

1873

DE L'ALCOOL

CONSIDÉRÉ COMME SOURCE DE FORCE, ET DU PARTI QUE L'ON
PEUT EN TIRER DANS LA PRATIQUE DE LA GUERRE

MESSIEURS,

La force humaine a précédé de beaucoup celle de la
poudre à canon dans les luttes des peuples; elle sera toujours
au premier rang des moyens de vaincre, et les forces physiques n'en sont que des auxiliaires. Le premier de tous les
engins de guerre, c'est donc l'homme lui-même. Il appartient
aux officiers commandants de perfectionner, par l'instruction
et la discipline, cette machine merveilleuse.

Il est aussi tout un ordre de ressources propres à maintenir le soldat à son maximum de force ou à l'y pousser, et qui
sont du ressort de l'*hygiène*. Ici, les médecins d'armée, officiers non combattants, viennent prendre leur part de la
grande préparation; c'est leur rôle d'étudier, de discuter ces
ressources et, à défaut de l'autorité pour l'application que
l'on paraît craindre de leur confier, de proclamer bien haut
les vérités dont l'ignorance ou l'oubli ferait manquer un jour,
dans la main des chefs, le premier de tous les instruments
de bataille, le soldat.

I

Sous le rapport du rendement travail, l'homme emprunte ses forces au monde extérieur. On l'a comparé à une machine à vapeur qui reçoit du charbon et le rend sous forme de chaleur et de mouvement; la comparaison n'est pas absolument exacte, puisque les éléments transformables en chaleur et en travail ne s'identifient point à la machine, tandis que l'homme se les incorpore, se les *assimile*, et trouve dès lors la source du mouvement dans sa propre substance. Mais nous pouvons raisonner comme si l'analogie était parfaite et nous appuyer sur des formules simples de physique, comme celles-ci : « La chaleur produite est en raison directe du combustible dépensé, et le travail disponible est en raison directe de la chaleur produite. »

Il y a bien encore une autre différence : c'est que la machine s'use sans être capable de se réparer d'elle-même et tout en travaillant; l'homme s'use également, mais il s'entretient en empruntant sans cesse au monde extérieur des matériaux qu'il approprie a la réparation de ses organes.

Voilà deux sortes d'apports : 1° des *matériaux combustibles*; 2° des *matériaux de réparation*. Les incorporer à la machine humaine, cela s'appelle *se nourrir*.

Les substances de la première catégorie, rappelant exactement les combustibles vulgaires, ont pour base de leur composition chimique le carbone et l'hydrogène; ce sont les fécules, les sucres, les graisses. Les autres ont en plus l'azote, qui fait partie intégrante de nos tissus; et comme ces substances sont empruntées, pour la part la plus utile, aux aliments tirés du règne animal, l'expérience populaire est d'accord avec la science : « Chair fait chair. »

L'alcool, qui va nous occuper, n'est point une substance azotée; aussi peut-on tout d'abord l'éliminer de la catégorie des matériaux de réparation, place d'ailleurs qu'on ne revendique pas pour lui; mais sa composition chimique (représentée par la formule $C^4H^6O^2$ ou, selon Wurtz, C^2H^6O+O) le met absolument sur la même ligne que les graisses, les sucres, les fécules. On sait d'autre part, toutes les fois qu'on opère en dehors des phénomènes vitaux, combien cette substance est facilement combustible.

L'alcool ne serait-il pas aussi un *combustible* alimentaire, un corps capable de produire dans l'économie humaine de la chaleur transformable en travail? Ne pourrait-on attendre de lui non point qu'il remplaçât les matériaux de réparation de nos tissus, mais qu'il fût une puissante réserve de force, utilisable dans le cas où les autres aliments font défaut, ou encore dans ceux où il faut tout d'un coup dépenser une somme énorme de forces, deux circonstances que suscite souvent le métier des armes? N'est-ce pas cette propriété de faire tout de suite de la chaleur qui le fait si bien accueillir des habitants des pays froids, même sous les formes les plus grossières, qui le rend si dangereux pour les habitants des pays chauds? Et si cette chaleur est du travail latent, de l'or en barre, n'a-t-on point tort de blâmer l'usage de l'alcool chez l'ouvrier, chez le soldat, chez tout individu à qui la besogne est rude et continue, le dîner court et peu sapide?

Il y a de l'alcool dans tout et partout; la spéculation moderne, malgré les entraves du fisc, en répand des flots sur nos cités et ne demande qu'à franchir l'enceinte de nos camps. Ce serait de la folie, vraiment, de fermer nos portes sans examen à une ressource qui est peut-être de la force en bouteilles et qui a le mérite d'être merveilleusement acceptée du soldat. Si c'est là du travail latent, c'est-à-dire une puissance sur le champ de bataille, je ne sais qui pourra nous résister ; car, sans compter nos vins, qui sont bien autre chose que de l'alcool, la France produit assez de grains, de pommes de terre, de betteraves, pour fournir de l'alcool, et par conséquent de la valeur, à des armées innombrables.

La question vaut donc la peine d'être étudiée, d'autant plus que le pour et le contre se sont fait entendre récemment à de courts intervalles, et que si des savants ont dénié à l'alcool la qualité d'aliment, d'autres ont voulu le ramener à cette position honorable par des voies détournées que nous connaîtrons tout à l'heure. Il y a même ce détail que ces raisonnements subtils, tourmentés, qui aboutissent à déclarer l'alcool « l'aliment du travail et de la pauvreté, » ont reçu une sorte de consécration par la publicité et les éloges officiels. De moins hardis accordent que l'alcool ne nourrit pas positivement, mais il empêche l'individu de se *dénourrir*, et l'on a trouvé pour lui le qualificatif séduisant, quoique d'un français bizarre, *d'antidéperditeur*, si bien que la science paraît infiniment moins sévère que la morale et qu'il y a lieu de se demander si la condamnation de l'alcool par celle-ci n'est pas la poursuite d'une vertu excessive au détriment de l'utilité.

Je pense que cette contradiction entre la science et la morale disparaît quand on a le soin d'accepter, sans les torturer, les résultats de la première. Je chercherai à établir : 1º que l'alcool n'est point une source de forces dans l'économie humaine ; 2º qu'il peut seulement parfois contribuer à un emploi plus complet des forces d'ailleurs disponibles ; 3º que le meilleur mode d'utiliser l'alcool est de le prendre non dans un état chimique, mais dans les boissons naturelles dont il est un élément constituant, et à la tête desquelles est le vin.

II

On fut très-surpris quand, en 1860, alors qu'on appelait encore *aliment respiratoire* l'alcool, cette substance éminemment inflammable, deux médecins militaires, MM. Lallemand et Perrin, vinrent annoncer au monde scientifique que l'alcool n'est point brûlé dans l'organisme animal, qu'il y persiste et en sort en nature. Les expériences, pourtant, furent répétées par l'Académie des sciences, et il fallut bien se rendre à la démonstration.

Ces expériences et toutes celles, très-nombreuses, qui ont suivi, répétées sur tous les modes, ont eu pour base l'alternative suivante :

Si l'alcool ingéré est brûlé dans l'organisme, on doit s'en apercevoir tout d'abord à une élévation de la température du corps ; puis on doit saisir quelque part le passage d'un produit de combustion complète, l'acide carbonique, ou de combustion incomplète, l'acide oxalique, l'aldéhyde, l'acide acétique.

S'il n'est pas brûlé, on doit le retrouver dans les organes ou le reconnaître à sa sortie par les sécrétions ou les excrétions.

Or la chaleur, qui devrait se produire par la combustion de l'alcool dans l'économie, ne se manifeste pas ; au contraire, la température normale baisse de plusieurs dixièmes de degré et même d'un degré. L'acide carbonique ne devient pas plus apparent que d'habitude ; au contraire, la quantité qui en est rendue normalement par les poumons diminue, toutes choses égales d'ailleurs. Quant aux produits intermédiaires, qui pourraient du moins accuser une tranformation, il est absolument impossible d'en saisir le moindre vestige.

On retrouve l'alcool en nature, à l'autopsie des animaux en expérience, dans le sang et dans les viscères, principalement dans le cerveau et le foie ; on le distille des urines, on le recueille de l'exhalation pulmonaire, chez les animaux à qui l'on en a ingurgité.

Donc l'alcool ne fait pas de chaleur dans l'organisme et, par conséquent, ne fait rien qui soit transformable en mouvement et en travail ; ou bien, cette loi de physiologie n'est pas vraie, qui a fait de la chaleur le principe du mouvement de tous nos muscles, jusques et y compris le cœur.

Cependant on a objecté que les expérimentateurs faisaient prendre à des animaux des quantités énormes d'alcool, procédé un peu grossier qu'il fallait essayer d'abord, tandis que les proportions recueillies ensuite se comptaient par quelques grammes. Peut-être, chez l'homme, des doses plus rapprochées de l'usage commun ne donneraient-elles pas les mêmes résultats.

C'était une difficulté à lever. On a donc repris les recherches sur un nouveau pied ; l'homme est devenu le sujet en expérience et n'a reçu que les doses regardées comme permises, le classique petit verre, à peu près. Dans ces conditions encore, l'abaissement de la température et la diminution de l'acide carbonique exhalé ont été l'effet constant de l'ingestion d'alcool.

Ce que devenaient dans l'économie ces petites doses, on ne l'a pas cherché, je crois, et il est probable que l'on regardait avec raison cette recherche comme inutile ; on n'aurait rien trouvé. D'ailleurs il restait certain qu'une bonne partie du liquide absorbé ne se retrouve jamais et disparaît définitivement dans l'organisme.

Cette disparition est évidemment une transformation. Jusqu'à présent, la nature de cette transformation est très-obscure. Cependant deux opinions ont été émises à son sujet :

l'une purement hypothétique, l'autre basée sur un fait constant.

Suivant la première opinion, cette transformation serait une combustion réelle; mais comme l'alcool, ainsi que nous le verrons, est un puissant excitant du système nerveux, l'activité qu'il communique aux muscles est telle que la chaleur produite par sa combustion est immédiatement dépensée en travail et, par conséquent, reste insensible au thermomètre. Cette activité dépasse même les ressources fournies par l'alcool; elle va jusqu'à entraîner la dépense d'une partie de la chaleur dont le corps dispose, en dehors de la combustion alcoolique; de là l'abaissement de la température animale. « L'alcool est bien en effet, une source de chaleur pour l'économie, mais une source de chaleur insuffisante, comparativement à la grande proportion de calorique dont il détermine la transformation en force, par suite de la stimulation qu'il produit dans les centres nerveux et dans les appareils qui en dépendent. » (*Recueil des Mémoires de méd. et de chirurg. milit.*, 1872, n° 147, page 148.)

Brillante hypothèse qu'à ce seul titre nous pourrions bien négliger. Mais le défaut de la cuirasse est par trop grand : « Vous avez fait du feu, dites-vous. — Montrez-nous les cendres. — Il y a eu de l'alcool brûlé? — Faites-nous voir l'acide carbonique ou toute autre forme d'oxydation. »

Au demeurant, si cette hypothèse était vraie, elle serait la condamnation de l'alcool : en bonne économie domestique, la dépense ne doit jamais excéder la recette.

Passons à la seconde opinion. Il a été démontré par M. Dumas que l'alcool, dont la formule se rapproche de celle de la glycérine, peut-être transformé en graisse. Or une des conséquences constantes de l'ingestion d'alcool est l'apparition de graisse dans le sang des animaux. L'économie ferait donc cette transformation de l'alcool en graisse, comme les chimistes dans les laboratoires, et cette graisse, peut-être, irait se mettre en réserve sous la peau ou dans la profondeur pour être brûlée ultérieurement, selon les besoins, et faire de la force.

Il n'est que trop vrai que l'alcool fait de la graisse, mais il en fait à la façon des poisons, le phosphore par exemple. On peut bien dire que c'est là « une mauvaise graisse, » car elle n'est point destinée à être transformée en chaleur et en force. Elle pénètre les viscères, se substitue à la substance des glandes, le foie, les reins, et, bien loin d'être utilisable, elle fait que ces glandes ne sont plus bonnes à rien, ni l'homme non plus.

Il était pourtant difficile de se résoudre à proclamer que cet alcool retenu par l'économie n'y joue aucun rôle utile pour la manifestation de la force humaine. C'est alors qu'en France et à l'étranger on s'est laissé aller à l'ingénieuse et séduisante doctrine des *antidéperditeurs*. M. Perrin, qui avait qualifié l'alcool de « poison, » eut comme un remords en face des protestations de quelques-uns. Il leur concéda que l'alcool, ne se brûlant pas dans l'organisme, enrayait la combustion des autres substances, combustibles incontestés; que, ne nourrissant pas, il empêchait l'économie de *se dénourrir*. La preuve du fait était précisément l'abaissement de température et la diminution d'acide carbonique exhalé après l'usage de l'alcool, indices flagrants d'une combustion amoindrie.

C'était presque une réhabilitation. L'alcool devenait capable de suppléer non-seulement les matériaux carbonés de l'alimentation, mais encore les éléments azotés, puisqu'en épargnant le combustible il ménageait la machine. Il rendait stables les éléments fixés de l'organisme : c'était un serre-frein, un registre, un *dynamophore !*

Ce sont pourtant là des vertus négatives. Je n'ai garde de

vouloir en atténuer la portée, mais je constate d'abord que cette doctrine est un brevet d'incapacité à l'alcool de faire par lui-même de la chaleur, c'est-à-dire de la force. Un registre est excellent dans une machine à feu pour ne permettre qu'une dépense de combustible strictement en rapport avec la force dont on a besoin ; mais si, par hasard, on avait besoin d'une force dépassant d'un centième de kilogrammètre la force représentée par le combustible disponible, ce n'est pas le registre qui l'ajouterait. On n'a de force qu'en raison du combustible dépensé ; dans une machine on peut faire avantageusement des économies, surtout ne rien dépenser qui ne soit utilisable ; dans la machine humaine c'est un pauvre calcul, en général. Avec les allures de la vie en civilisation, avec les applications intelligentes et étudiées du travail humain qui ont lieu dans une organisation comme l'armée, on n'a jamais trop de forces et il est difficile qu'il s'en perde ; il devrait même ne s'en perdre jamais, quelle que soit la masse dynamique dont on dispose. D'ailleurs, il faut bien le dire, le combustible est rigoureusement mesuré ; ne l'empêchez pas de donner tout ce qu'il peut, et tâchez de maintenir la réparation du mécanisme à la hauteur de l'activité de son fonctionnement.

On comprend peut-être les antidéperditeurs employés chez l'homme malade ; là, il est impossible d'appeler à son aide du combustible nouveau ; le fiévreux vit de sa propre substance ; qu'on épargne celle-ci, rien de mieux. Tout autrement il en est de l'homme sain ; celui-ci n'est pas fait pour le *statu quo ;* sa vie, c'est le travail. La force négative n'est point son affaire ; ce qu'il lui faut, c'est l'entretien, l'activité du foyer de calorique où il puise des forces capables de manifestation extérieure.

III

Ainsi, de par la physique et la chimie physiologique, l'alcool ne fait pas de chaleur dans l'organisme humain, pas de force latente transformable en travail.

Quittons ce terrain, pourtant bien solide, et cherchons si, dans les phénomènes accessibles à l'observation naturelle, l'alcool se révèle comme une source de forces, par le fait d'une transformation restée insaisissable à la science, comme un bienfait pour l'individu ou pour la race, à un moment quelconque de la période d'activité.

Il n'est pas question encore de la satisfaction sensuelle momentanée, ni de la stimulation que l'homme puise dans l'alcool, et qui seront l'objet de quelques réflexions. Partout où l'on se tourne il est impossible de trouver autre chose que des désastres, individuels ou sociaux, comme résultat définitif de l'action répétée de l'alcool sur l'organisme. Et je ne parle pas des excès fréquents ; j'envisage l'usage habituel de l'alcool à doses modérées, n'entraînant pas l'ivresse apparente, permettant à l'individu de suffire à sa besogne, l'y aidant même ; en un mot, l'alcool entré dans les habitudes comme celle de manger du pain.

Ce n'est pas ici le lieu d'exposer la vaste clinique de l'alcoolisme ni de pénétrer dans le musée, déplorablement riche, de son anatomie pathologique. L'alcool atteint la fonction et la vitalité même de tous les grands viscères, l'estomac, le foie, le rein, le cœur, le cerveau ; et, par malheur, presque toutes les maladies dont il est l'origine sont de la nature des troubles persistants, souvent irrémédiables.

Pour résumer les désordres qui dépendent de cet agent délétère j'emprunterai les vues d'un médecin aussi remarquable par la largeur de son esprit que par son éloquence, M. Chauffard. L'alcool, par l'usage habituel, détermine : 1° une déviation, dans un sens d'infériorité, de la nutrition générale ou locale ; 2° une perversion profonde dans le fonctionnement du système nerveux.

A. Sous le premier chef, nous trouvons cette engraissement anomal des organes que nous avons déjà signalé dans le sang comme résultat immédiat de l'absorption d'alcool, et que la médecine, pour le distinguer de l'embonpoint physiologique, appelle *stéatose* ou *dégénérescence graisseuse.* C'est qu'en effet cette graisse n'accuse point le luxe, mais la pauvreté de l'économie ; on la retrouve à la fin des cachexies, de ces maladies longues qui, comme la phthisie pulmonaire, ruinent lentement mais profondément l'organisme ; fait bien frappant, elle est même le résultat ordinaire de l'inanition lente, due à la prolongation d'une alimentation insuffisante, ainsi qu'il arrive aux petits enfants à qui manque le lait abondant et généreux d'une bonne nourrice ; et, pour passer à un autre extrême, elle est la caractéristique fatale de la décrépitude sénile, alors qu'au déclin de la vie, les organes et les tissus du vieillard perdent spontanément la puissance de nutrition.

Et cet agent qui assimile l'adulte à l'enfant inanitié, au vieillard rabougri, serait une source de force ? — On a dit que cette graisse qui infiltre les tissus était le résultat des économies que permet à la combustion intersticielle la présence de cet agent d'épargne, de cet antidéperditeur : — louons la sagacité de l'explication ; mais qu'on ne nous parle pas d'un antidéperditeur qui procure à nos tissus l'immobilité, puisque, pour eux, l'immobilité c'est la mort.

La déviation nutritive se présente quelquefois sous un autre aspect prédominant, qui, du reste, n'est qu'un corollaire du premier ; c'est l'état qu'on a appelé *sclérose*. Le mot veut dire *induration*. Cette lésion se forme par une végétation excessive de la partie fibreuse des organes qui étrangle, pour ainsi dire, les éléments parenchymateux ; ceux-ci, pour disparaître, sont toujours obligés de passer par l'état graisseux. Le résultat définitif est le même que précédemment ; c'est l'annihilation fonctionnelle des viscères atteints.

Or il y a un autre agent qui pousse l'économie à cette même déviation de la nutrition, à cette végétation de mauvais aloi, et qui ne passe certes pas pour contribuer au perfectionnement des individus ni des races ; c'est le poison syphilitique. Que penser des vertus de l'alcool, s'il se conduit à la façon de cette imprégnation tenace, à longue portée, qui courbe les plus robustes constitutions et, loin d'engendrer l'activité, ne produit que la douleur et l'impuissance ?

Remarquons encore que, comme le vice syphilitique, l'alcool aggrave une des plus inquiétantes faiblesses de notre pays, l'infériorité du *mouvement de la population*. N'oublions pas qu'il n'y a en France que 1 naissance pour 38 habitants, tandis qu'il y en a en Prusse 1 sur 26 habitants ; que la Prusse double sa population en cinquante-quatre ans, et la France en cent quatre-vingts. Cette question éveille à juste titre, en ce moment même, l'attention des médecins et des démographes les plus autorisés parmi nos compatriotes. Or il est démontré directement, *anatomiquement*, que l'habitude de l'alcool mène l'homme à l'infécondité, et indirectement, par l'observation des maladies, que les produits des alcoolisés, quand il y en a, sont peu viables, mal conformés, voués à quelqu'une des mille variétés des accidents nerveux, depuis la simple bizarrerie de caractère jusqu'à l'épilepsie.

Toujours la déchéance humaine, la destruction de l'individu gagnant jusqu'à l'espèce ; jamais la force.

B. Les troubles du fonctionnement nerveux se révèlent déjà dans tout ceci ; car le système nerveux préside aussi aux fonctions de la vie végétative, aux phénomènes inconscients, à la nutrition dans son expression dernière. Mais on les voit mieux apparaître dans les fonctions de la vie de relation.

Ici, sous l'influence de l'alcool, les manifestations dynamiques extérieures ont tout d'abord une certaine intensité. Mais, immédiatement comme plus tard, dans le mouvement musculaire comme dans les actes intellectuels, qui sont le mouvement du cerveau, un singulier caractère affecte ces manifestations de force et fait tout de suite comprendre que ce n'est point une force utilisable. Ce vice, c'est l'*incoordination* : incohérence des idées et titubation des membres, dans l'ivresse ; tremblement des extrémités et folie complète dans l'alcoolisme chronique. En d'autres termes, c'est une machine puissante encore, mais fonctionnant de travers, dangereuse à l'approche et dont le travail est radicalement stérile ; c'est une destruction de force. Au fond, ces manifestations énergiques mais incoordonnées partent d'une force illusoire ; la preuve en est qu'elles aboutissent, sans trop tarder, à la paralysie.

Du reste, il y a un moyen très-simple de savoir si quelqu'un est fort, c'est de lutter avec lui. Tel consommateur habituel d'alcool, encore jeune et actif, paraît dans la plénitude de la vigueur, et beaucoup se figurent qu'il puise réellement des forces dans l'usage répété des boissons alcooliques. On ne l'a pas vu aux prises avec une épreuve sérieuse. Que la maladie vienne, cette pierre de touche de la résistance individuelle, et l'on verra combien est faible, dans la réalité, ce colosse apparent. Le caractère des maladies des alcoolisés, c'est de revêtir les allures *ataxiques* ou *adynamiques* ; l'ataxie, c'est-à-dire les phénomènes nerveux désordonnés, l'agitation, le délire bruyant, tous symptômes que

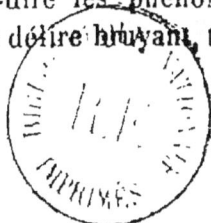

2

l'on regarde avec raison comme d'un fâcheux augure ; l'ady-
namie, c'est-à-dire la dépression, la stupeur, la nullité de la
réaction réparatrice.

Vous reconnaissez dans cette lutte de l'homme avec la
maladie l'atteinte profonde portée au fonctionnement du
système nerveux, ce ressort de notre machine, atteinte que
l'on ne soupçonnait point jusqu'au jour de la solennelle
épreuve.

On parle souvent de l'utilité, de la nécessité peut-être de
l'alcool pour les habitants des pays froids ; nous apprécierons
tout à l'heure la portée de cette allégation ; mais dès mainte-
nant nous pouvons nous assurer que l'alcool ne contribue
point à augmenter la résistance vitale des Septentrionaux
vis-à-vis des grandes causes de ruine de l'organisme. Pendant la désastreuse retraite de Russie (1812), D. Larrey
remarqua que, parmi les éléments très-variés qui constituaient
la grande armée, les hommes du Midi supportaient mieux
les misères de la situation, y compris le froid, que les soldats
venus du nord de l'Europe et que l'on aurait pû croire moins
sensibles à une température glaciale. Quelques-uns ont sup-
posé que c'était affaire de race et ont mis ce privilége des
Méridionaux sur le compte de leur nature nerveuse et éner-
gique ; cette considération est juste, cependant, d'autres hygiénistes ne se sont pas contentés de cette formule un peu vague
et n'ont pas hésité à placer dans la différence de sobriété le
secret de la différence de résistance. Dans tous les cas, on peut
mettre en regard ces deux faits, qui ne laissent pas que d'avoir
une conclusion assez nette : les Méridionaux ont résisté au
froid, quoiqu'ils boivent peu ou point d'alcool ; les hommes
du Nord l'ont mal supporté, quoiqu'ils boivent de l'alcool et
souvent beaucoup.

L'homme de guerre est appelé, pour ainsi dire, à subir une
de ces formes de la lutte entre la vie et la destruction qui

est le *traumatisme*. Quand un homme est blessé sur le champ de bataille, il se passe deux faits successifs : d'abord, tout l'être est ébranlé, le système nerveux est violemment mis en vibration ; puis la lésion locale éveille dans l'économie les forces de nutrition générales, pour la réparation : c'est, dit admirablement M. Chauffard, « comme un témoignage que la vie du tout souffre et réagit dans la vie de la partie atteinte. » En un mot, il faut de la force à la fois pour ne pas succomber et pour guérir.

L'habitude de l'alcool a-t-elle mis en réserve, chez l'homme une force de ce genre ? — Non, bien au contraire, c'est encore un incroyable manque de ressources que cette sanglante occasion met à nu.

Le 13 décembre 1870, au milieu de tant de tristesses, M. Verneuil déposait à l'Académie de médecine un travail que l'heure présente ne rendait que trop opportun, et dont voici quelques conclusions :

1º Les lésions traumatiques offrent une gravité exceptionnelle chez les sujets entachés d'alcoolisme.

2º La mort survient parfois avec une rapidité foudroyante, sans qu'il soit possible de la prévoir et de l'expliquer.

3º Dans d'autres cas, elle est causée soit par des accidents généraux ayant pour siége les organes internes, soit par des accidents nés de la blessure et dus à l'absence des phénomènes réparateurs naturels...

6º La thérapeutique préventive ou curative est encore mal fixée...

7º ... Quelle que soit la conduite qu'on adopte, on recueille plus de revers que de succès.

Officier ou soldat, si la balle que l'on fond pour vous en ce moment à l'étranger ne doit pas vous étendre roide sur le champ de bataille, sans doute souhaitez-vous ne point vous éteindre sur un lit d'ambulance et trouverez-vous quelque

consolation à pouvoir montrer, plus tard, glorieux mutilé,
comment on se dévoue pour la patrie. Conservez donc et
augmentez les forces que la nature vous a départies, et ne
vous confiez point à ce semblant de force que l'alcool donne ;
il vous trahirait cruellement au jour du suprême appel aux
moyens de conservation.

Je ne veux pas quitter cet ordre de considérations sans si-
gnaler un dernier fait, plus intéressant pour la doctrine
qu'en pratique, mais qui est d'une étonnante conformité avec
le reste. L'alcool se montre tel, après la mort des individus,
qu'il a été pendant leur vie : agent de débilitation, dépresseur
de la nutrition, tant que l'homme est debout, il semble avoir
tout préparé pour la décomposition de la matière organisée,
dès que la vie l'a abandonnée. Pendant cette vaste et horrible
expérience de la mort en état d'alcoolisme qui fut l'insur-
rection de Paris, des observateurs de mérite ont constaté que
la putréfaction était particulièrement rapide sur des cadavres
d'ivrognes et d'alcoolisés. M. Champouillon a fait de cette
remarque l'objet d'une communication à l'Académie des
sciences.

Je n'insiste pas, car ce qu'il y a de mieux à faire pour
un cadavre, c'est de pourrir ; mais on avouera que ce n'est
pas là une préparation digne de nous préoccuper pendant la
vie.

IV

Ainsi l'observation directe ne permet pas de reconnaître
dans l'alcool une force latente, une réserve de travail.

Cependant la même observation, d'accord avec l'expérimentation physiologique, constate des effets immédiats de
l'ingestion d'alcool, très-frappants et qui montrent assez que

si cet agent est incapable de *nourrir*, dans le sens vrai du terme, il est loin d'être inerte vis-à-vis de la modalité du dynamisme humain. Ces effets, saisissables aux deux méthodes d'investigation scientifique, sont l'impression produite d'emblée sur le fonctionnement du système nerveux ; impression *brusque* par rapport aux modifications lentes dont nous parlions précédemment.

Comme toujours, nous n'envisagerons que l'action de l'alcool à petites doses, à doses physiologiques, si l'on peut dire, et qui passent pour n'être pas au delà de l'usage hygiénique.

A vrai dire, en nous plaçant à ce point de vue, nous nous condamnons à n'avoir que peu de renseignements de la part de l'expérimentation physiologique, car il n'est pas de dose d'alcool qui soit physiologique pour les animaux autres que l'homme, et l'on peut confondre l'agitation produite par les premières portions d'alcool ingérées aux victimes avec celle que leur cause la répugnance pour ce liquide et la violence qu'on emploie pour les maintenir. D'ordinaire même, les expérimentateurs suppriment cette première phase le plus possible, en donnant tout d'un coup à l'animal une dose toxique. Néanmoins, les phénomènes ultérieurs, *perversion*, puis *abolition* des mouvements et de la sensibilité, sont tellement identiques, chez les animaux, avec l'ivresse de l'homme, que l'on peut bien être certain que chez ceux-là comme chez celui-ci, le premier effet de l'alcool est l'*excitation* des facultés, mouvement, sensibilité, intellect. D'ailleurs MM. Lallemand et Perrin le disent succinctement, dans leur résumé : « il se manifeste d'abord une excitation générale. »

Chez l'homme, voici ce qui se présente à l'observateur un peu attentif. L'ingestion d'une dose modérée d'alcool détermine d'abord une sensation qui n'est peut-être agréable qu'en raison de l'habitude acquise et du souvenir des satisfactions antérieures. Puis, après un temps très-court, il y a un épanouissement plus complet des facultés, accompagné d'un besoin de manifestation.

On se sent plus léger à la marche, plus fort pour porter un fardeau ou frapper des coups ; le mouvement est plus facile, plus rapide, sans cesser d'être précis.

Les sens sont en plein éveil et tout à l'activité. Les perceptions agréables sont mieux goûtées ; les perceptions désagréables le sont davantage.

Les idées abondent ; la solution des questions ardues se présente toute seule ; la parole est plus docile, le langage plus riche. La veille et le travail intellectuel se prolongeraient volontiers.

Les sentiments d'ordre moral s'accentuent ; les bons deviennent meilleurs ; la générosité, la bravoure se produisent au dehors ; les mauvais deviennent pires ; l'homme méchant, hargneux, tourne à la férocité.

Sauf quelques variantes et des exceptions qu'on peut négliger, tels sont les effets *immédiats* ordinaires de l'usage de l'alcool, au degré permis par la morale.

A première vue, c'est tout à fait louable et même je n'y contreviens pas. Cependant réfléchissez que cette excitation d'apparence heureuse fait partie, pour le physiologiste, d'une série homogène de phénomènes dont la marche naturelle est d'aboutir à la mort en passant par les désordres les plus graves. Après l'*excitation* des facultés, c'est la *perversion;* après celle-ci, la *suspension;* et à un échelon plus haut, la *cessation* définitive. Certains autres agents qui sont des poisons incontestés se conduisent de même, et s'ils sont employés quelquefois chez l'homme, c'est aux doses prudentes et surveillées de la thérapeutique. C'est assez dire qu'en demandant à l'alcool l'animation, la souplesse des mouvements qu'il donne d'abord, on recourt à l'artificiel, au médicament, et qu'en somme on joue avec le feu.

Remarquez que, l'alcool ne renfermant point de forces en lui-même, la manifestation en travail de l'activité qu'il procure ne se fait, en réalité, qu'à l'aide d'une combustion plus intense des matériaux calorifiques disponibles et d'une plus grande usure de la machine. « L'alcool, dit Liebig, par son action sur les nerfs, est comme une lettre de change tirée sur la santé de l'ouvrier et qu'il faut toujours renouveler, faute de ressources pour l'acquitter. Il consomme ainsi son capital au lieu des intérêts, et de là, inévitablement, la banqueroute de son corps. »

En cherchant dans les choses de notre métier une comparaison, je ne trouve rien de mieux pour caractériser l'alcool que de l'assimiler, sauf la différence de sensation, au coup de fouet que le conducteur administre entre temps à une bête de trait, ou au coup d'éperon dont les cavaliers raniment parfois leur monture.

Tout le monde sait que la force du cheval vient de l'avoine qu'il mange, mais que le fouet ou l'éperon, qui ne nourrissent point, mettent souvent l'animal à la hauteur d'obstacles qui eussent paru insurmontables à ne s'en rapporter qu'à lui.

La première chose à faire pour avoir des soldats, c'est de les nourrir avec du pain, qui fait de la chaleur, et avec de la viande, qui refait les muscles et les tissus. Mais des circonstances urgentes se présentent parfois dans la carrière ; des marches soutenues et répétées, de longues veilles sous les armes, aux avant-postes, dans les tranchées, et par-dessus tout le suprême travail de la bataille, où l'homme aborde l'obstacle qui répugne le plus à l'être vivant, c'est-à-dire la mort. Que de grands cœurs, rehaussés encore par l'éducation, puissent suffire à cette tâche sans autre stimulant que le devoir, l'honneur, l'amour de la patrie, cela n'est pas douteux et cela n'est pas rare en France. Mais ne craignons pas de reconnaître que la majorité de nos soldats gagne à être soutenue par quelque chose de moins immatériel. Que cet adjuvant occasionnel soit l'alcool, personne ne saurait le trouver mauvais.

Il n'est pas dit que le cheval qu'il faut aiguillonner au moment d'enlever une batterie de canons au galop soit une rosse. Une bête de sang peut fléchir à la fin de la journée ; le coup d'éperon qu'il faut pour lui faire franchir le dernier obstacle ne la déshonore pas.

Ce brutal stimulant et surtout l'effort demandé compromettent peut-être sa valeur ultérieure et même sa vie. On ne s'en servirait pas tous les jours. Mais alors qu'il faut gagner la bataille et que pour ce but impérieux on sacrifie des milliers d'existences en quelques heures, il est permis de risquer quelques santés, d'hypothéquer les ressources physiques des soldats, selon la pensée de Liebig, sauf à purger plus tard l'hypothèque.

D'ailleurs il n'est pas souvent nécessaire d'enfoncer littéralement l'éperon dans le ventre du cheval ; c'est rarement un bon moyen. On pourra toujours s'arrêter au moment où le stimulant deviendrait dangereux chez l'homme, l'animal qui supporte le moins bien l'éperon enfoncé dans les flancs.

Le Français surtout. On a remarqué, pendant le siége de Sébastopol, que les Russes gorgeaient fréquemment d'eau-de-vie leurs soldats engagés dans une sortie, et, dans la dernière guerre, le *Branntwein* n'était point ménagé aux soldats allemands. De bonnes raisons doivent nous engager à ne pas leur emprunter cet élément de victoire, et je crois utile de m'arrêter un moment sur ce point.

On se plaît à faire ressortir l'appétence des peuples du Nord pour l'alcool, et, attendu que l'espèce humaine ne saurait avoir en masse d'instinct dépravé (comme si elle n'avait pas le tabac), on n'a pas manqué de mettre la consommation d'alcool, chez les habitants des pays froids, en rapport avec la nécessité où ils sont de faire de la chaleur. C'est là un faux-fuyant à l'erreur que nous avons combattue ; les gens du Nord font de la chaleur en engloutissant, concurremment avec l'alcool, des masses énormes de féculents et de graisses (1). Quant à l'alcool, s'il ne leur est pas positivement utile, il leur nuit moins qu'à d'autres. C'est peut-être même une question de race autant que de latitude. En effet les hommes du Nord, natures épaisses à complexion lymphatique et charnue, ont le système nerveux un peu difficile à mettre en branle et, dans tous les cas, beaucoup moins impressionnable que celui des races du Midi ; l'alcool agit donc sur eux avec une certaine lenteur et veut être employé à fortes doses pour en obtenir la stimulation voulue.

Les gens du Midi ne recherchent guère l'alcool, et ses effets sur eux sont déplorables. Mahomet était un fin observateur en interdisant l'alcool aux Sémites, qui se grisent d'une harangue. Les Français ne sont pas absolument des méridionaux, surtout quand on envisage les départements flamands et notre sœur captive, l'Alsace. Néanmoins, vue d'ensemble, la nation gallo-romaine ou gallo-franque est une race plus pétrie de nerfs que de masses charnues, un peu anémique pour des causes diverses, en somme éminemment impressionnable. Elle a rarement besoin de la stimulation artificielle de l'alcool et celle-ci lui est souvent nuisible ; il faudrait plutôt se préoccuper de lui faire de la chair que d'exciter son trop riche système nerveux.

Pour revenir à notre comparaison, la différence vis-à-vis de l'alcool, entre l'Allemand et le Français, me semble être la même qu'entre le cheval d'omnibus et le cheval de pur sang vis-à-vis du coup d'éperon.

(1) Ils évitent même, généralement, la sotte pratique de boire de l'alcool à jeun.

Au demeurant, il n'est nullement certain que l'usage de l'alcool reste inoffensif pour les peuples du Nord. Magnus Huss, de Stockholm, un des hommes qui ont le mieux étudié l'alcoolisme, assure que ce vice a fait apparaître en Suède des maladies nouvelles, aggravé les anciennes, multiplié les crimes, les suicides, les cas de folie, et même « sous le rapport des forces physiques et de la stature, s'écrie-t-il, le peuple suédois *a dégénéré* de ses ancêtres, et si des moyens énergiques ne répriment pas la progression du mal, la nation est menacée d'une décadence irrémédiable ! » C'est là un bon conseil que je donne aux Allemands ; j'espère que, vu la provenance, ils ne le suivront pas. Laissons-les dans cette belle physiologie des antidéperditeurs, qui vient de leurs savants, et disons-nous tout bas que, dans la préparation de la revanche, nous avons un sûr allié dans l'alcool, un allié qu'on envoie opérer chez l'ennemi et qu'on ne reçoit pas chez soi.

V

Dans notre armée, l'alcool est consommé sous forme d'eau-de-vie ou de vin ; ce sont, du moins, les liquides régulièrement distribués ; le soldat trouve encore des occasions, sur lesquelles la discipline est forcée de fermer les yeux, d'absorber irrégulièrement de l'alcool sous des formes variables et souvent suspectes.

L'*eau de vie*, à titre d'alcool peu dilué, se rapproche le plus possible de l'alcool chimique et encourt au plus haut degré la plupart des reproches que nous avons faits à cet agent, en général. L'hygiène, cependant, ne réprouve pas toutes les eaux-de-vie, indistinctement et pour tous les cas ; il en est qui, sauf les effets de l'alcool, sont irréprochables et parfois salutaires. Il faut reconnaître aussi que pour les approvisionnements d'une armée en campagne, on est vivement sollicité du côté d'un liquide dont un litre renferme seize ou même trente-deux rations, tandis qu'un litre de vin n'en renferme que quatre ; d'où la nécessité de quatre fois plus de moyens de transport.

On a conseillé d'utiliser l'eau-de-vie à la correction de l'eau de boisson (dans la proportion de 1 partie d'eau-de-vie sur 11 d'eau), quand celle-ci est convaincue de renfermer des matières organiques. L'expérience n'a pas absolument ratifié ce conseil.

Les bonnes eaux-de-vie coûtent cher et sont rares. En revanche, les eaux-de-vie de grain, de pomme de terre, de betterave, plus ou moins bien désinfectées et déguisées, inondent le commerce et sont d'un prix malheureusement trop abordable à l'État et au soldat consommant pour son compte personnel.

Mais l'eau-de-vie la meilleure, fût-elle de l'eau-de-vie de vin, possède à mes yeux un vice capital, celui de n'être que de l'eau et de l'alcool, parfumés d'une essence variable.

Vous voyez que je vais reporter l'approbation de l'hygiène sur l'autre liqueur alcoolique, le *vin*, qui diffère de l'eau-de-vie à tant d'égards. Pourtant, au moment de me déclarer, j'éprouve un grand embarras. Le vin qui réconfortait les guerriers de la Grèce et de Rome, cette liqueur pleine de joie et de courage que l'on boit chez les peuples latins, alors que les soldats du Nord recherchent l'eau-de-vie stupide et féroce, le vin qui faisait l'orgueil et la richesse de la France, le vin naturel n'existe plus ou du moins est devenu la chose la plus rare du monde. L'alcool s'en est emparé et l'a rendu aussi insalubre que lui-même ; la spéculation éhontée s'est armée des alcools abondamment fournis par les grains, la pomme de terre, la betterave, et, avec leur aide, tantôt a violé les vins naturels, tantôt a revêtu du nom de vin une mixture

qui n'a que les dangers de l'alcool. On produisait autrefois
du vin ; aujourd'hui, l'on ne sait plus qu'en fabriquer. Déplo-
rable erreur au point de vue économique aussi bien qu'au
point de vue de la santé du peuple ; la cupidité des négociants
a fait comme le sauvage qui abat l'arbre pour avoir la noix
de coco ; de gros bénéfices ont été réalisés d'abord, mais,
peu à peu, la réputation vinicole de notre pays se perd à
l'étranger, et du moment qu'il n'y a plus à boire qu'une composition alcoolique sans saveur, on commence à se dire qu'on
peut en faire sur place et que cela ne vaut pas la peine de
recourir à l'importation.

Une croisade a été commencée contre le *vinage* et les
pratiques analogues ou plus coupables, par des savants et des
hygiénistes. Je voudrais pouvoir y intéresser tout le monde,
c'est-à-dire tous ceux qui ont besoin de trouver dans le vin
vrai les ressources multiples qu'il contient réellement, et
en première ligne parmi ces consommateurs pour l'utilité,
l'État et l'armée.

Le vrai vin, non la piquette acide des bords du Rhin ou de
la Bohême, non le sirop alcoolisé d'Espagne ou des îles, mais
le vin qui mûrit au calme soleil de nos coteaux gaulois, le
vin qui a fait de la Bourgogne et de la Gironde des terres
enviées du monde entier, est une liqueur presque vivante,
presque un être, dont les éléments complexes sont associés
les uns aux autres dans des proportions et une intimité qui
défient la chimie. Et pourtant la chimie y note quatorze
substances distinctes. C'est une *liqueur alcoolique*, mais où
l'alcool est incorporé au reste d'une façon que le laboratoire
n'explique pas; synthèse faite par le soleil, que l'analyse
décompose, mais qu'on ne reproduit plus. C'est un *aliment*
moins riche par la matière azotée brute qu'il renferme que
par les essences parfumées, les sels bien gradués, qui aident
à l'utilisation entière du nutriment dans les voies digestives.

C'est un *médicament* préventif et curatif de l'anémie, du
lymphatisme, du scorbut, du typhus, bien moins par son
alcool que par le tanin et les sels alcalins ou terreux qui
font partie de sa constitution et dont un certain nombre sont
aussi des éléments constitutifs du sang et de nos tissus.

Permettez-moi, messieurs, sans trop allonger cette courte
étude, de vous remettre sous les yeux des faits récents et
qui sont bien faits pour fixer votre attention, tant par leur
date que par leur caractère d'événements provenant de la
guerre.

Pendant le siége de Paris, vers le troisième mois, l'armée
et la population en étaient réduites à l'alimentation dont vous
avez entendu parler et que vous connaissez peut-être par
expérience ; les blessés ne manquaient pas dans les hôpitaux et les ambulances et achevaient de souiller l'atmosphère
d'une agglomération humaine énorme ; les maladies de l'hi-
ver et celles des privations commençaient à affluer; le froid,
le manque de chauffage, complétaient la misère obsidionale.
Les médecins attendaient le typhus comme on attend un
fléau ; quelques cas peut-être furent même constatés. Cependant le typhus épidémique, le typhus à l'état de calamité
publique, ne parut point. Affaire de race, dit M. Chauffard ;
affaire de vin, dit M. Bouchardat. Et quand on réfléchit que
les peuples le plus communément hantés par le typhus, ceux
chez qui il a élu domicile, sont les Irlandais et les Polonais,
qui boivent de l'eau-de-vie et pas de vin, et les Arabes qui
ne boivent ni l'un ni l'autre, on incline vers l'avis du savant
professeur d'hygiène de la Faculté. La seule chose, en effet,
qui ne manqua pas aux assiégés, ce fut le vin, et je conviens
même volontiers, qu'il en fut beaucoup trop consommé, dans
l'armée et la garde nationale. L'abus n'était pas nécessaire et il
a eu, à d'autres égards, des conséquences désastreuses. Mais
notons cette très-remarquable coïncidence : l'usage du vin

à profusion et l'absence du typhus, bien que les conditions de son éclosion parussent réunies.

Certes, le vin de Paris est un des plus tourmentés par le commerce. un de ceux qui ont subi le plus fréquemment l'addition d'eau et d'alcool, par conséquent dans lequel les proportions de matières azotées et salines sont le plus troublées. Il en reste néanmoins et, avec les rôties de pain de siége, ce vin chauffé a nourri bien des gens. Des médecins de Paris faisaient chauffer ce vin intentionnellement, pour le dépouiller d'une partie de son alcool, et, en raison du tartrate de potasse qu'il conservait, le faisaient servir, non sans succès, au traitement des scorbutiques, selon les idées du regretté Chalvet.

Un préservatif contre le typhus, un remède contre le scorbut! Est-il une boisson qui fasse mieux l'affaire des armées en campagne?

Je n'ai pas besoin d'ajouter ce que tout le monde sait: comme stimulant, le vin se prête moins à l'abus que l'eau-de-vie, et les excès en sont moins dangereux, surtout s'il s'agit d'un vin naturel. Il paraît absolument approprié à notre race française, irritable, mobile, un peu dominée par les nerfs, un peu en souffrance quant à la richesse du sang. C'est une vieille loi d'anthropologie que le sol, ses productions et ses habitants forment un ensemble harmonique dont les éléments sortent les uns des autres et réagissent l'un sur l'autre. Le sens commun veut que nous comprenions cette loi; que nous réclamions la culture, le respect et l'application aux besoins de nos soldats, notre salut et notre espoir, de cet admirable vin, aliment, dit M. Pasteur, de ce vin naturel de bonne qualité, « celui dont Dieu a largement gratifié le beau pays de France.

BIBLIOGRAPHIE

Le droit des auteurs que nous n'avons pas cités au cours de ce travail, tout en leur empruntant des idées ou en les combattant, exige le court index qui suit :

P. Bert : *Article* CHALEUR, dans le *Nouveau Dictionnaire de médecine et de chirurgie pratiques*, tome VI.

Lallemand, Perrin et Duroy : *Du rôle de l'alcool et des anesthésiques dans l'organisme.* — Paris, 1860.

Angel Marvaud : *Des aliments d'épargne ou antidéperditeurs.* — Paris, 1871.

Angel Marvaud : *L'Alcool, son action physiologique, son utilité et ses applications en hygiène et en thérapeutique.* (Recueil de mémoires de méd., de chirurg. et de pharmacie militaires, tome XXVIII, 1872.)

Maurice Perrin : *De l'influence des boissons alcooliques, prises à doses modérées, sur la nutrition.* — Paris, 1864.

Chauffard : *Discours sur l'alcoolisme.* — Paris, 1871.

Chauffard : *De la fièvre traumatique et de l'infection purulente.* — Paris, 1873.

Alfred Fournier : *Article* ALCOOLISME du *Nouv. Dictionn. de médecine et de chirurgie pratiques*, tome I. 1864.

A. Verneuil : *Influence de l'alcoolisme sur le pronostic des lésions traumatiques.* (*Bull. de l'Acad. de méd.* 1870-1871.)

Chalvet, Brouardel : *Bulletin de la Société médicale des hôpitaux de Paris, pour l'année 1871.* — Paris, 1872.

Chauffard, Bouchardat : *Discussion sur l'étiologie du typhus. (Bull. de l'Acad. de médec.* 1872-1873).

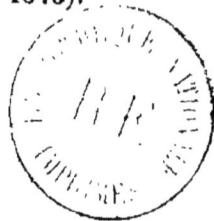

FIN

471 — Paris. Impr. A. Dutemple, rue Bonaparte, 64

www.ingramcontent.com/pod-product-compliance
Lightning Source LLC
Chambersburg PA
CBHW060815280326
41934CB00010B/2694